SUR

L'EAU
ANTI-CHOLÉRIQUE,

OU

DE LA ROQUETTE.

*L'erreur, reçue et transmise, acquiert sans cesse
une valeur nouvelle, et le colosse devient or
sans que ses pieds cessent d'être d'argile.*

RICHERAND.

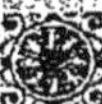

SAINT-BRIEUC,

De l'Imprimerie de Prud'homme, Libraire.

———

Novembre 1832.

SUR

L'EAU ANTI-CHOLÉRIQUE,

DITE

DE LA RUE DE LA ROQUETTE,

PAR J^H. LÉQUYER,

Médecin de l'hôpital de Saint-Brieuc; Membre-correspondant de la Société médicale d'émulation de Paris et de l'Académie royale de Médecine.

L'erreur, reçue et transmise, acquiert sans cesse une valeur nouvelle, et le colosse devient or sans que ses pieds cessent d'être d'argile.

RICHERAND.

SAINT-BRIEUC,

DE L'IMPRIMERIE DE PRUD'HOMME. — 1832.

AVERTISSEMENT.

Tout ce qui concerne la santé publique étant devenu un objet d'attention, on a parlé de ce petit écrit. Nous en avions fait lecture dans deux réunions d'hommes pleins de zèle pour opérer le bien * : veiller au salut du pays, en diminuant, autant qu'il est possible, les ravages du fléau épidémique ; telle est la mission à laquelle ils sont appelés. Ayant l'honneur de partager quelques-uns des travaux de ces hommes respectables, nous ne pouvons dire tout ce qu'ils mettent en commun de bonne volonté, de temps et de soins pour seconder l'administration dont l'active sollicitude est si connue. Mais on nous permettra de faire observer, relativement à cette lecture, qu'aux premiers récits qui en ont été faits, et qui étaient fidèles, on a eu bientôt substitué de singulières inexactitudes. Ces inexactitudes involontaires

* *Commission sanitaire de Saint-Brieuc, séance du 3 Novembre 1832.*

* *Commission supérieure départementale de salubrité, séance du même jour.*

sont allées croissant au loin. L'erreur se glisse partout. Remplaçons-la donc par la vérité, en prouvant que ce n'est point ici une diatribe, mais plutôt une discussion calme et approfondie, autant du moins que pouvait le comporter la nature du cadre que nous nous étions tracé.

Du reste, pas un mot n'a été changé : nous avons seulement ajouté les quatre premières pages; elles renferment une sorte de préambule auquel nous n'avions pas songé lorsqu'il ne s'agissait que d'une communication à faire de vive voix. Quelques notes ont été renvoyées à la fin de cet opuscule.

L'EAU ANTI-CHOLÉRIQUE,

DITE

DE LA RUE DE LA ROQUETTE.

On lit dans une notice qu'a publiée M. Duboc, inventeur de l'Eau anti-cholérique * :

« . . . . *Son effet fut miraculeux. Elle n'a*
» *jamais été administrée, sans avoir eu pour résultat*
» *immédiat la guérison complète des malades....... Sur*
» *plus de cinq cents malades apportés chez moi, pres-*
» *que tous arrivés à la dernière période du choléra, pas*
» *un seul n'est sorti que parfaitement guéri......... Le*
» *moyen de détruire ce fléau est trouvé..... De l'enquête*

---

* M. Duboc nous apprend, dans la première page de son imprimé, qu'il est propriétaire d'une manufacture de POTERIE ; et comme il demeure rue *de la Roquette*, *l'Eau* de son invention a reçu le nom de cette rue.

» *faite par ordre de M. le Ministre de l'intérieur, il*
» *résulte que plus de 4500 personnes ont déclaré avoir*
» *été guéries par l'Eau de la rue de la Roquette* ».

Voilà sans doute des assertions et des promesses magnifiques. Ce très-remarquable *prospectus* inonde les départemens ; il attire, à un haut degré, l'attention publique.

Jamais plus grande merveille concernant l'art de guérir ne fut annoncé avec plus d'assurance.

Le nouveau remède a été recherché avec un empressement égal à la grandeur du péril dont chacun s'est cru menacé. Dans la capitale, *l'anti-cholérique par excellence* a joui d'une vogue étonnante ; et maintenant son triomphe est en province. Rien ne manque au succès qu'il devait avoir : partout d'imposans suffrages ; partout des personnes dignes d'une entière confiance le préconisant et sachant plaider sa cause avec autant d'esprit que de conviction. Le moyen qu'il en fût autrement ! Il faudrait être bien incrédule pour se refuser à l'évidence. D'une part, *cent cinquante mille* bouteilles distribuées en deux mois ! Et il n'est pas permis d'en douter, quand c'est l'inventeur qui l'affirme. D'autre part, l'héroïque médicament est-il administré ? effets aussi salutaires que prompts. Enfin une foule de témoignages irrécusables : tout cela tranche la difficulté.

Mais on veut des preuves aussi claires que le jour :

elles ne manqueront point. Où en trouver de plus concluantes que celles qui suivent, ajoutées à celles qui précèdent? L'indisposition, devenue alarmante aujourd'hui autant qu'elle paraissait utile autrefois, et maintenant connue sous le nom de cholérine, disparaît, comme par enchantement, sous l'influence de l'Eau de la Roquette. Les faits sont là : donc le spécifique existe. Il existe, selon les uns, pour le premier degré du choléra ; et, à l'exemple de l'inventeur, les autres y voient une ancre de salut capable de parer à tous les dangers.

Si la chaleur avec laquelle une opinion est soutenue, si le nombre et le mérite des personnes qui la défendent étaient toujours le signe certain auquel on pût reconnaître la vérité ; n'en doutons point, la vérité toute entière serait dans l'opinion si généralement professée au sujet du merveilleux secret. Et si elle n'est pas là, où est-elle? comment la trouver? C'est ce qu'il faut examiner ; c'est ce qu'il importe tant de savoir.

Les journaux ont presque tous gardé le silence sur l'Eau de la Roquette : dans quelques feuilles politiques, on s'est borné à citer des passages du prospectus, qui en vantent les succès inouis. Et, quant au gouvernement, s'il n'est pas intervenu, d'une manière formelle, en faveur de la découverte, il semble cependant avoir pris fait et cause pour l'inventeur. La question s'est donc agrandie.

Nous allons nous permettre de dire notre sentiment; mais nous sommes loin de nous faire illusion : ce n'est point à nous qu'il appartient de ter-
miner ce grand débat. Qui ne se rappelle , par
exemple , l'histoire du Mesmérisme , ses nombreux
partisans et les controverses auxquelles il donna
naissance ? Mais si trop souvent, comme l'a dit
FONTENELLE , la vérité ressemble à un coin que l'on
voudrait faire entrer par le gros bout , en revanche
un aide puissant agit pour elle : c'est le temps ; juge
sans appel , il met chaque chose à sa place.

Au reste , de deux choses l'une : ou force mil-
lions et beaucoup de gloire à M. Duboc , ou la fin
du prestige. Telle est la solution que nous pour-
suivons , et l'alternative nous semble inévitable.

On estime , dans le monde , qu'il y a , en faveur
de l'une et de l'autre chance , une masse égale de
solides raisonnemens et de témoignages.

Quoiqu'il en soit , nous aurons mis un grain dans
la balance : d'autres , après avoir procédé , non pas
plus consciencieusement , mais d'une manière plus
expérimentale que nous n'avons pu le faire ; ou ,
ce qui reviendra au même , après avoir recueilli ,
discuté la valeur des faits épars et contradictoires ,
y apporteront , avec le poids de leurs noms , l'autorité de leur talent.

Entrons en matière.

C'est bien dommage qu'on ne puisse aujourd'hui rire à son. gré. L'occasion serait belle. Nous la trouverions, non peut-être dans le remède nouveau, dont le nom pittoresque figure ici, mais dans beaucoup de choses que l'on en dit ou qui s'y/rapportent. Malheureusement, nous sommes encore un peu sous les coups de l'ennemi : sa retraite est lente, et son fatal réseau n'a pas tout-à-fait disparu de dessus nos têtes.

Parlons donc un langage sérieux. L'Eau de la Roquette est-elle utile ou nuisible? Telle est la question. Pour la résoudre nettement, et d'une manière complète, précise, il faudrait que des expériences suivies et comparatives eussent été faites avec soin : c'est, il faut l'avouer, ce qui nous manque.

Cependant on désire connaître le sentiment des hommes de l'art. L'un d'eux, aidé de quelques observations et de l'opinion d'habiles praticiens, croit devoir, à ce sujet, rappeler des idées non susceptibles de contestation, parce qu'elles sont justes dans tous les temps, mais jamais assez connues.

Par cela seul que l'auteur d'une composition médicamenteuse en fait un secret, aussitôt elle devient, à bon droit, suspecte. De deux choses l'une : ou cette composition est innocente, ou elle est susceptible d'exercer une action quelconque. Dans le premier cas, il faut l'assimuler aux simples amulettes. Dans le second cas, elle ne peut être indifférente ; car ce qui la rendra salutaire à un individu pourrait la rendre pernicieuse à un autre.

Mais du moins toutes les cholérines, pour nous servir du mot admis, ne sont-elles donc pas semblables, et la même drogue ne peut-elle point leur être administrée avec un égal avantage ? Oui, quelquefois ; mais moins souvent qu'on ne se l'imagine.

En effet, pour ne citer que cet exemple, parmi les personnes qui, en apparence, sont également malades, les unes pouvaient avoir, avant l'affection actuelle, les voies digestives dans un parfait état d'intégrité ; tandis que, chez les autres, ces mêmes organes étaient déjà altérés ou affaiblis. C'est ce que l'homme de l'art, au niveau de la science, sait très-bien découvrir.

L'organisation humaine est compliquée à l'infini. Si, dans la nature entière, il n'y a pas deux objets parfaitement semblables, pas même deux feuilles d'un arbre, comment attendre qu'une maladie soit absolument la même chez deux personnes ? Malgré une apparente analogie, il existe entr'elles de notables différences, soit dans le tempérament, soit sous d'autres rapports.

Ainsi l'on conçoit la nécessité de modifier le traitement et d'en varier les moyens, eu égard aux formes diverses que révêtent dans chaque individu les maladies.

Cependant, nous le savons, on aime à généraliser les faits, les idées : c'est un penchant naturel. Le positif plaît à l'esprit. L'active charité surtout s'en trouverait si bien! Dès qu'elle voit le but, elle voudrait l'atteindre et s'y porter comme un trait.

La seule apparition des personnes empressées à le soulager, est déjà un baume pour l'être souffrant, et leurs premiers soins ont quelquefois rendu inutiles les secours de l'art.

Ames bienfaisantes, dont l'ingénieuse sollicitude mérite la plus vive reconnaissance, continuez a recueillir les bénédictions du pauvre, comme le respect et l'admiration de tous les membres de la société. Mais, du moment où l'on fait mystère de la composition d'un remède, défiez-vous-en ; défiez-vous-en surtout, si l'on s'adresse à votre bourse.

Et, voyez la différence! tandis qu'une généreuse et tendre compassion est votre unique mobile, c'est l'appât du gain qui presse un particulier de tenir soigneusement cachée la composition de *son Eau*, comme il l'appelle. Nous avons lu les fastueuses promesses : tous les prospectus de ce genre sont jetés sur le même moule.

Mais s'il était vrai, comme l'affirme l'inventeur, qu'un heureux hasard lui eût dévoilé la connaissance d'un anti-cholérique infaillible, pourquoi ne pas appeler la terre en témoignage? Pourquoi ne pas publier cet important secret?

Dira-t-on que la simplicité du remède en diminuerait la valeur aux yeux du public , et qu'alors il ne serait plus recherché ? Raison frivole. Qu'importe cela, pourvu que, appliqué à tous les malades, tous les malades fussent guéris ? Car l'inventeur n'a rien de moins que cette modeste prétention.

— Mais les contrefaçons pullulant de toutes parts, M. Duboc perdrait de ses justes bénéfices.

En réponse à cette objection, remarquons d'abord qu'il n'y aurait point de contrefaçons : chacun ferait préparer ostensiblement la bienfaisante composition.

Mais quoi ! plusieurs centaines de mille francs déjà dans les coffres de l'inventeur, n'est-ce donc pas une indemnité suffisante ? Vous savez , d'après sa notice, qu'il assure avoir, en deux mois, vendu cent cinquante mille bouteilles de l'eau anti-cholérique. Calculez les immenses bénéfices , sur la base certaine du faible prix de la composition qui vous sera dévoilée bientôt.

Raisonnons comme si , en effet , le spécifique était trouvé. La gloire de se rendre généralement utile n'aurait-elle aucun prix pour M. Duboc ? Que s'il compte pour rien la reconnaissance de sa patrie , celle du monde entier pourrait le tenter peut-être.

Zélés partisans de l'Eau de la Roquette, daignez y prendre garde ; s'il y a ici une fiction, ce n'est pas ma faute. Ce n'est pas, il est vrai, non plus la vôtre : ainsi je continue.

Interprètes des sentimens de tous les peuples, les gouvernemens rivaliseraient en munificence pour récompenser le bienfaiteur du genre humain. La poésie, mêlant ses fleurs à une palme si justement acquise, viendrait célébrer la merveille de nos jours. Mais faut-il autre chose? L'or seul a-t-il des charmes pour l'inventeur? Qu'il se rassure : l'exemple de l'immortel JENNER est là. Cent mille livres sterling vinrent étonner ce véritable sage, beaucoup moins sensible à la grandeur du présent, qu'au bonheur d'avoir surpris à la nature un de ses plus impor-tans secrets : celui de conserver la beauté, la santé, la vie.

Ce n'est pas tout : le gouvernement français qui, plus magnifique encore, sait récompenser les émi-nens services, en décernant la brillante étoile à quiconque s'est acquis de justes droits à ce signe de l'honneur, n'empêcherait pas l'étranger géné-reux de faire pleuvoir ces riches dons chez le rival du docteur anglais. Oui, de toutes parts on l'acca-blerait de trésors. Sans doute même un monument, érigé rue de la Roquette, perpétuerait le souvenir de l'immense bienfait ; et, quoique rarement ou-blieuse, ce n'est point à la postérité que serait re-mis le soin de rendre un tel hommage : les con-temporains voteraient, par acclamation, le mo-nument. Enfin, pour que rien ne manquât à sa félicité , l'homme devenu célèbre par l'Eau anti-cholérique , saurait que son image décore tous les salons , et que , par un privilége plus rare et plus doux encore, elle est dans toutes les chaumières.

Si , contre notre intention , on croyait , dans ce qui précède , apercevoir de l'ironie , ne prouverait-on point soi-même , par-là , le peu d'importance qu'on attache à la découverte ?

Quant à nous , nous croyons M. Duboc un fort honnête homme ; mais nous avons bien peur qu'en même temps il ne soit un très-habile homme , et que , comme tel , il ne garde son secret. Nous verrons bien.

On pourrait présenter ici une liste intéressante : elle se composerait des noms , inscrits au temple de mémoire , de tous ceux qui , à diverses époques , se sont empressés de publier le secret de leurs utiles découvertes , sans même s'en réserver le moindre dédommagement. Mais c'est surtout lorsqu'il est relatif à la santé que le secret n'est pas permis : si l'invention est bonne , elle doit être connue ; il est juste que tout le monde en jouisse.

Cependant, répète-t-on avec complaisance, l'Eau de la Roquette a été favorable à beaucoup de malades. On cite une foule de guérisons au loin ; on en cite un certain nombre dans notre arrondissement même.

Pour le moment, ne parlons que des témoignages

que nous pouvons recueillir de vive voix. Parmi ceux-ci il y en a que nous sommes d'autant moins disposé à révoquer en doute , que nous en savons mieux reconnaître l'honorable source. Mais comme l'erreur a , parfois , suivi une bonne action , nous avons cru utile de dire quelques mots , en attendant que des faits , impartialement observés , aient répandu plus de lumières sur la question.

Par exemple , il est une faute grave qui pourrait être commise , et elle l'a été : déjà signalée à Saint-Brieuc par un de nos honorables confrères , cette faute consiste à donner de l'Eau de la Roquette , ou tel autre composé pharmaceutique aux malades, à l'insu de celui qui les traite. Toute intervention cachée , en ce genre , ayant pour effet inévitable de tromper l'homme de l'art , bien qu'on soit loin d'en avoir l'intention , l'expose nécessairement à tirer des inductions fausses sur le résultat des moyens qu'il a lui-même prescrits. Et quelle en pourrait être la conséquence? Rien de moins qu'une application dangereuse des mêmes moyens à d'autres malades. Une telle vérité n'a pas besoin d'être démontrée : elle saute aux yeux.

Si , en cette ville , nous ne sommes point les apologistes de l'Eau de la Roquette , nous n'en sommes pas non plus les détracteurs malveillans : la mode ne vit que d'inconstance ; nous la laissons passer. L'histoire des inventions et des découvertes, en fait de spécifiques , nous est connue : c'est par

centaines qu'elles se succèdent rapidement ; pour
tomber bientôt ensevelies dans un profond oubli.

Pour quelques-unes cependant, cet oubli n'est
pas éternel : d'adroits spéculateurs vont fouiller dans
les vieux bouquins où, il faut l'avouer, on trouve
quelquefois de bonnes choses. Là, ils puisent des
recettes dont ils savent dissimuler l'origine, de manière à exploiter avec succès la crédulité publique ;
remarque déjà faite, dans un article piquant, sorti
de la plume élégante et facile de l'illustre PERCY (1).

C'est ainsi, en effet, que le contenu de telle ou
telle fiole n'est souvent qu'une imitation plus ou
moins bien déguisée, d'une préparation qui, en
d'autres temps, avait fait fortune. L'anecdote sui-
vante ne sera sans doute point trouvée de trop ici :

Un médecin de la capitale, consulté autrefois par
une grande dame, sur un médicament secret alors
en crédit, répondit : « Prenez-en tant qu'il a la
» vogue ; car, après qu'il l'aura perdue, sa vertu
» sera nulle. »

On est fondé à en dire autant de la foule d'ar-
canes que la cupidité multiplie sans cesse.

Néanmoins, on insiste ; et, comme *l'esprit est
facilement la dupe du cœur*, les personnes bienfaisantes surtout reviennent sans cesse à l'idée des guérisons qu'on assure avoir été opérées par le mysté-
rieux composé. Du temps de Madame de SÉVIGNÉ,
cette sorte de prodige n'était pas célébré avec moins

de

de zèle et d'ardeur : alors , comme aujourd'hui , les compositions secrètes faisaient des miracles , à en croire les inventeurs et leurs apôtres. Le divin fabuliste s'y connaissait , quand il a dit :

> L'homme est de glace aux vérités;
> Il est de feu pour les mensonges.

Pour montrer , en cet examen , autant de modération que d'impartialité , admettons qu'en effet un grand nombre de personnes ayant fait usage de l'Eau dont il s'agit , soient revenues à la santé ; admettons qu'elle ait été utile en certaines affections cholériques légères , ou même graves , si l'on veut : administrée à un grand nombre de personnes , pouvait-elle ne pas avoir l'honneur de beaucoup de guérisons ?

Mais, dans ces cas , nous le demandons, d'autres moyens n'eussent-ils pas également pu réussir ? C'est ce qui se voit tous les jours , même dans nos campagnes , où l'on s'abreuve de lait extrêmement chaud , rendu excitant par l'addition d'une certaine quantité d'eau-de-vie.

De plus , il faut tenir compte d'une imagination fortement et favorablement prévenue.

Et , d'ailleurs , combien d'indispositions dites cholériques , arrivées à une heureuse terminaison par les seuls efforts de la nature, pendant ou malgré l'action des remèdes ? Combien d'autres par le concours de la chaleur du lit, de la diète et de soins divers

2

Ces propositions seraient susceptibles de déve-
loppemens ; mais , superflus pour toute personne
instruite , ils fatigueraient l'attention des gens du
monde. Ainsi l'on conçoit que nous avons dû ,
par la même raison , écarter l'appareil scientifique.

La maladie étant nouvelle pour notre Europe ,
on l'a combattue par toutes sortes de moyens ;
c'était une étude à faire. La science n'improvise pas:
appuyée sur l'observation , elle marche soutenue
par le raisonnement. Dans les premiers momens
de la visite du fléau ; il fallut bien admettre les ren-
seignemens venus du Nord. Et , si on ne l'avait
déjà su ; on eût appris , en ce triste événement ,
combien avoit été outrée cette flatterie :

« C'est du Nord aujourd'hui que nous vient la lumière. »

Mais on sait que le grand poëte semble avoir pris ,
trop souvent , un malin plaisir à se moquer de ses
lecteurs , en se jouant de la vérité.

Dans une aussi grave conjoncture, nous n'avons
reçu de ce côté que l'erreur. Au reste , ainsi que
MONTESQUIEU en avait fait la remarque , les habitans du Septentrion , en général , ont la sensibilité
tellement obtuse que , pour les chatouiller , il faut
les écorcher.

On reconnut donc bientôt que les traitemens
qui avaient été efficaces en Russie , par exemple ,
n'étaient pas applicables aux Français. Mais la pé-
nible incertitude dont , avec autant de franchise que

de douleur, les hommes de l'art faisaient eux-mêmes l'aveu, dut rendre plus actives les imaginations dans la recherche des moyens de salut. L'émulation devint générale. Si les bons cœurs furent quelquefois bien inspirés, en revanche le charlatanisme ne demeura point oisif ; et, d'une autre part, il ne fut question que de procédés singuliers ou bizarres, et des cures qu'à l'aide de tels procédés on ayait opérées. L'exagération en accrut le nombre : c'est l'ordinaire. On en parla bien plus que des guérisons obtenues, sans bruit, par des moyens méthodiques. Ajoutons que, avide d'émotions, la foule se jette souvent dans les extrêmes : pour elle, c'est tantôt un besoin d'enthousiasme, tantôt un besoin de dépréciation.

Parmi beaucoup de choses étranges, on a vu celles-ci :

A l'imitation de ce militaire breton dont le dévouement ne restera point oublié, les uns, se précipitant sur leurs amis, pour tâcher de leur transmettre quelque chose de leur propre chaleur, sont parvenus, en certains cas, à les ranimer, au risque de les faire périr par l'excès de leurs généreux transports.

Un autre, sur l'autorité de traditions récentes, employant, sans miséricorde, l'ortie piquante sur sa propre femme et sur son voisin, les a ressuscités.

D'autres, sans plus de formalité, ayant été jetés

dans des fours, en sont sortis sains et gaillards, s'ils n'étaient pas étouffés ou rôtis.

Amoncelées de toutes parts, si l'on peut ainsi dire, les imprudences ont cependant compté en leur faveur plus d'un succès.

Mais si l'on veut, à toute force, que ceux qui se sont trouvés guéris, après avoir pris de l'Eau de la Roquette, en soient tous redevables à M. Duboc, il faudra donc aussi conclure que ceux qui sont morts après avoir fait usage de son eau, ont tous été tués par elle. La conséquence est rigoureuse.

Quoiqu'en dise l'officieuse notice, rédigée au nom de M. Duboc, il est constant qu'en différens lieux, parmi les cholériques qui ont succombé, plusieurs avaient reçu le secours tant prôné : des médecins en avaient eux-mêmes permis l'emploi. Et l'on n'avait point choisi, pour cela, des malades désespérés, dans l'intention de ruiner le crédit de la mystérieuse composition : on l'a essayée de bonne foi ; on voulait l'apprécier, afin d'y recourir au besoin, si elle réalisait les brillantes espérances dont on s'était bercé. Heureux si l'on en eût obtenu, non pas des succès constans (on ne s'était pas flatté à ce point) , mais des succès remarquables, et là où des moyens d'un plus faible prix auraient échoué.

Le spécifique reste donc à trouver. Toute l'Europe le sait. M. Duboc seul n'est pas de cet avis.

Cette grande et belle découverte viendra combler

les vœux des amis de l'humanité : nous avons droit de l'espérer. En attendant, la science possède des méthodes qui, heureusement, se perfectionnent chaque jour ; tandis que, d'un autre côté, le fléau ira perdant de son intensité, pour disparaître enfin, s'il plaît à Dieu.

Du reste, il n'est que trop vrai, l'art de guérir est imparfait. Mais où sont les connaissances humaines qui n'aient pas des bornes ? L'art de la Navigation, par exemple, n'a-t-il pas lui-même des limites ? Faut-il pour cela répudier la géographie, abandonner la boussole ? Et, parce que l'art de gouverner les hommes, si difficile dans tous les temps, est loin encore de la perfection, faudra-t-il renoncer à ce puissant moyen d'ordre ?

On argumente de ce que le gouvernement a laissé vendre l'Eau de la Roquette. Mais il a dû agir ainsi : tout ce qui, en une effrayante conjoncture, pouvait ajouter à la sécurité, calmer les inquiétudes, méritait d'être toléré du moins, sinon encouragé, sauf ensuite à l'expérience à prononcer en souveraine.

Partout, dit-on encore, beaucoup de personnes ont dû à la magique fontaine de se croire préservées de tout mal ; et alors pourquoi, quand il ne s'agirait que d'une illusion, que d'un vain talisman, pourquoi déchirer le voile ?

Plus spécieux que solide, ce raisonnement tombe devant plusieurs considérations.

Remarquons d'abord que l'illusion n'est jamais durable. Nécessairement elle finit par s'évanouir. En vain les prospectus, comme on sait les faire à Paris, lorsqu'il s'agit d'accréditer les remèdes secrets, promettraient la pierre philosophale ; ils sont devenus fort suspects. Cependant des hommes d'un grand mérite, redisons-le, se laissent quelquefois prendre à l'amorce d'une annonce favorable à la santé publique ; alors ils tombent dans le piége, précisément en raison de leur bonne foi. Tout le monde peut même donner à-la-fois dans l'erreur : cela s'est vu en une foule d'occasions. Mais le plus grand nombre des hommes ne se concerte pas pour y rester ; et c'est ce qui a fait dire à un personnage dont la haute intelligence est connue : « Il y a quelqu'un, en France, qui a plus d'es- » prit que Voltaire et que Napoléon : c'est tout le » monde. » Mot d'une haute portée, et déconcertant pour quiconque veut tromper (2).

En second lieu, si l'on ne brisait le talisman, combien de personnes qui, se fiant exclusivement à cette nouvelle ancre de salut, négligeraient, dans la tempête, des précautions indispensables ? Ainsi un préservatif illusoire ferait oublier un régime approprié : *la modération dans les repas ; la bienfaisante ceinture de laine ; la nécessité de fuir l'influence d'un froid humide, etc.* (3).

De plus, à côté d'un dangereux oubli, il faut placer un autre inconvénient : le secret de la rue de la Roquette, en captivant et tranquillisant à l'excès l'imagination des malades, ferait négliger aussi à beaucoup de personnes des secours méthodiques indispensables.

Et quand nous faisons entendre que, dans les circonstances graves surtout, le mieux est d'invoquer, de bonne heure, un traitement spécial et méthodique, nous avons la confiance de pouvoir nous expliquer ainsi librement. Tous les hommes de l'art, dans la grande infortune publique, ont fait leurs preuves, comme l'autorité elle-même. Nulle part, on ne les a vus, cédant à la crainte d'un danger personnel, se laisser dominer par un autre intérêt que celui des malades. Ils n'ont eu qu'une ambition, celle de diminuer le nombre des victimes de ce redoutable fléau ; et ce bonheur, ils en ont joui, à mesure que la maladie a été plus étudiée, mieux connue.

Celui qui, fier de la gloire commune, écrit cette page à la vue des périls auxquels, en ce moment même, sont livrés plusieurs lieux voisins, et dans notre propre arrondissement, se fait un devoir de rendre cet hommage à ses honorables confrères (4).

Terminons en disant que nous ne proscrivons point l'Eau de la Roquette ; que même nous en accorderons volontiers un usage circonspect, à titre de secours auxiliaire, là surtout où l'on éprouve le dénuement de moyens connus et rationels.

Mais vouloir, comme le demande l'inventeur,

soumettre tous les malades au même traitement, et faire de la mystérieuse fontaine une panacée universelle, n'est-ce point s'abuser? Rien, sans doute, de plus commode que de traiter ainsi indistinctement tout le monde d'une manière uniforme. Qui pourrait ne pas admirer une aussi rare découverte?

Mais si cette découverte précieuse avait réellement été faite, l'administration supérieure ne se fût-elle pas empressée de prononcer d'une manière non équivoque? Une bienveillante et prudente tolérance n'eût point suffi à son zèle : le secret aurait été vite acheté, en vertu d'une sage loi existante.

Le gouvernement, à la vérité, n'ignorait pas ce que tant d'événemens ont appris : défendre une chose n'a souvent d'autre résultat que d'irriter le désir du vulgaire, de même que celui de l'enfance mutine et bornée. Il savait que l'interdiction de l'Eau de la Roquette ferait dégénérer la fantaisie en engouement, et celui-ci en fureur. La multitude avait déjà crié au poison ; et que n'eût-elle pas dit, si on l'avait empêchée de courir au charme? Laisser faire, c'était donc le seul parti à prendre. Ce moyen était d'autant plus convenable que l'eau dont il s'agit n'a en soi rien de funeste : les nombreux inconvéniens qui marchent à sa suite commencent avec la manie d'y vouloir trouver un remède à tous les maux (5).

Au reste, le secret n'a pas échappé à d'habiles investigations : faite à Paris, faite, en même temps,

en divers lieux et dans notre ville, l'analyse a dé-
montré à notre compatriote M. FERRARY, ainsi qu'à
plusieurs autres chimistes, que, dans l'Eau de la Roquette, il existe une substance qui est loin d'être
insignifiante : c'est l'acide sulfurique, autrefois
nommé huile de vitriol. Etendu dans de l'eau
aromatisée avec l'alcool nitrique ou esprit de nitre
dulcifié, cet acide perd ainsi de la qualité corrosive
qu'il possédait étant concentré ; il imprime au composé une propriété excitante, tonique ou astrin-
gente ; et alors, après avoir été mélangé avec un
liquide adoucissant, le composé de la Roquette peut,
dans quelques circonstances, agir utilement, quand
toutefois les organes digestifs sont exempts d'inflam-
mation ou de lésion de texture (6).

Voilà un genre de succès que personne ne con-
teste ; mais on doit convenir aussi que, de temps
immémorial, des procédés analogues, plus rationels et plus sûrs, ont été en usage dans l'art de
guérir.

Un excellent moyen de concilier à l'Eau de la
Roquette la confiance générale, et d'une manière
durable, était à la disposition de l'inventeur, si lui-
même avait eu foi dans son œuvre, et si réellement
elle eût mérité la faveur publique. Ce moyen, très-
simple, consistait à mettre dans les départemens,
de même que dans la capitale, un certain nombre
de bouteilles d'Eau dite anti-cholérique entre les
mains des médecins des hôpitaux, et même à la

disposition de tous les hommes de l'art, en les invitant à observer les effets du remède. Montrant ainsi, tout d'abord, qu'il ne redoutait point le grand jour pour sa préparation, M. Duboc aurait, par cette voie également efficace et prompte, disposé les esprits à la recevoir avec intérêt. Enfin si, en même temps, il avait destiné, sur différens points de la province, quelques-unes de ses fioles au soulagement des malades pauvres, il aurait, par-là aussi, donné bonne opinion de lui, en même temps qu'il eût écarté celle d'avoir fait une spéculation purement mercantile. Mais M. Duboc a eu de bonnes raisons pour ne pas s'aventurer ainsi.

Il cherchera peut-être à insinuer que les médecins ont conspiré contre lui, parce qu'il est étranger à leur corps, ou plutôt il l'a déjà fait entendre dans son prospectus. Pourrait-on bien se contenter d'une pareille raison ? Nous en voulons douter. Quoi ! en France, les hommes de l'art se seraient tous concertés pour repousser un vrai présent fait à la société entière ! La prétention est curieuse. Mais si, sur cette terre classique de la générosité, les médecins, renonçant subitement à leur noble caractère, savent ainsi sacrifier les intérêts de l'humanité à je ne sais quel ombrageux amour-propre, du moins, chez les nations voisines, nos confrères seront plus justes et sans doute mieux avisés : car, enfin, partout les hommes qui s'occupent de la santé de leurs compatriotes se croient, en même temps, intéressés, pour eux-mêmes et leurs propres familles, à la découverte d'un spécifique contre la maladie régnante.

On a regretté que les médecins n'eussent pas pris l'initiative, qu'ils ne se fussent pas emparés de l'Eau de la Roquette, pour en étudier et diriger l'emploi. Fort bien : mais avant d'arriver à eux, elle était entre les mains d'un public justement alarmé ; et, dans l'entraînement que produisent la peur et l'enthousiasme, les flacons qui devaient multiplier les miracles, avaient circulé avec rapidité : on les avait répandus à profusion.

Et, il en faut convenir, rien de moins surprenant que cette sorte de séduction, dans les premiers momens d'une calamité nouvelle, dont presque tous les lieux habités paraissent destinés à subir, plus ou moins, la terrible épreuve.

Ici finit la tâche que nous nous étions imposée. Un seul motif a pu nous la faire entreprendre : c'est le désir d'être utile. On n'en doutera point ; nous avons cette confiance. Sans doute les meilleures intentions ne sont pas toujours la garantie du succès ; mais du moins ce faible travail ne sera pas sans fruit si nos recherches et nos réflexions en provoquent de plus concluantes dans l'intérêt de la vérité.

NOTES.

(1) *Page 16.*

M. Percy, l'un de ces hommes rares dont la perte est à jamais regrettable, a laissé une mémoire chère à tous ceux qui l'ont connu. Nous fûmes autrefois sous sa direction ; et la reconnaissance ne doit point se refroidir par la marche des années. On nous permettra donc de rappeler ici qu'à un immense savoir le nouvel Ambroise Paré joignait un caractère aussi noble qu'élevé. Ami de la jeunesse studieuse, c'est dans le désir de l'instruire qu'il sut puiser la source de son éloquence, non moins que dans son âme qui avait, de bonne heure, reçu l'heureuse empreinte de tout ce qui est grand et beau en littérature. Mais, à la place de ces termes trop peu expressifs, c'est l'éloge du docte et excellent Percy par son digne collègue M. Pariset, que nous aurions voulu pouvoir transcrire tout entier.

(2) *Page 22.*

Ainsi le rôle des fauteurs de secrets, comme celui des jongleurs et des habiles, de toutes les sortes, à usurper des réputations, finit toujours, et à leur grand regret, par être mis à découvert. Ainsi la finesse et la ruse, quoique parvenant quelquefois à leur but, n'en décèlent pas moins, le plus souvent, un esprit faux

ou borné, ou quelque chose de pire ; et jamais l'homme
de génie et probe n'y eut recours, non plus que jamais il ne s'abaissa à faire une énigne d'un moyen qu'il
avait jugé précieux pour l'humanité.

(3) *Page* 22.

Que parlez-vous de ceinture de laine, lorsque, par
exemple, les habitans de la campagne n'y penseront
seulement pas, ou ne pourraient, au reste, user de
tant de précautions ?— On est fertile en objections non
fondées. Répondre à toutes serait trop long ; mais
comme celle-ci est dictée par une attentive sollicitude,
nous ne la passerons point sous silence. Un mot jus-
tifiera les précautions indiquées. Elles ne sont pas également de rigueur pour tout le monde : les êtres vigou-
reux ou habituellement bien portans trouvent dans
leur bonne organisation le meilleur et le plus sûr de
tous les préservatifs, à la condition toutefois qu'ils
n'abusent pas de ces avantages.

(4) *Page* 23.

Qu'il nous soit permis de dire un mot de l'île fertile et délicieuse de *Bréhat*. Jusqu'a présent, elle avait
été tellement salubre qu'il était rare d'y voir un malade. Cependant l'épidémie vient d'y exercer toute sa
fureur. Sur une belle et vigoureuse population d'environ
mille âmes (car il ne faut pas compter les marins
absens), il y a eu, depuis le 18 Septembre dernier
jusqu'au 10 Novembre, 350 individus frappés par le
choléra, et 116 décès.

Il sera intéressant et utile de rechercher les causes

d'un pareil désastre, et les moyens d'en prévenir le retour, s'il en existe. Sans abri, exposée à tous les vents, peut-être cette petite île serait-elle efficacement protégée contre l'action de plusieurs météores, par des plantations qui lui serviraient comme de rempart. On sait, par plusieurs exemples, que les arbres semblent opposer un obstacle au principe délétère, que l'on croit susceptible de voyager dans l'air qui en est comme le véhicule.

La difficulté de faire venir des arbres au bord de la mer serait moindre que celle d'en improviser la croissance. Le temps se chargerait de ce dernier soin. Et travailler pour l'avenir, c'est déjà jouir du présent.

(5) *Page* 24.

Vous vous rappelez les expressions de M. Duboc. On lit dans sa notice : « *L'eau anti-cholérique a tou-* » *jours guéri, non-seulement d'une manière infaillible,* » *mais toujours instantanément. Avec le même succès,* » *on l'a appliquée aux coliques ordinaires, aux gas-* » *trites, aux indigestions, aux migraines et aux maux* » *de tête.*

» *Malade ou non,* ajoute l'inventeur bénévole et » désintéressé, *cette eau ne peut jamais faire de mal* ».

Tout le prospectus est de cette force ; et, après un langage aussi formel, osez douter ! Le doute devient bien plus difficile encore lorsqu'on lit en tête de l'éti-quette :

LIQUEUR CONCENTRÉE

D'EAU ANTI-CHOLÉRIQUE.

Un aussi ingénieux assemblage d'épithètes , imposées à un remède secret , offre , en effet, une puissante ga-rantie !

Ce prospectus ou cette notice se compose de quatre grandes pages in-4°. Et l'on avait tant de choses à dire que l'on y a fait une petite omission : c'est celle de la date. Rien , dans ce candide imprimé , n'indique l'époque où il a paru. Mais ne croyez pas que cette omission , toute remarquable qu'elle soit, ait été vo-lontaire : c'est un simple oubli !...... Il est vrai qu'il en résulte quelque difficulté pour savoir quels sont les deux mois où l'on a *distribué* les *cent cinquante mille bouteilles.*

(6) *Page* 25,

Consignons ici une imitation de l'Eau de la Ro-quette , faite à Saint-Brieuc, et dont on a obtenu les mêmes effets que de celle prise à la source des mi-racles :

> *Prenez* : Acide sulfurique , un gros et demi (6 grammes).
> Alcool nitrique , un demi-gros (2 grammes).
> Eau commune , deux livres (kilogramme).

Essayée au papier de tournesol , et à la teinture de violette, cette eau a produit le même degré de décolo-ration que l'eau originale ; et la saveur de l'une ne diffère en rien de celle de l'autre.

Le chimiste distingué , dont nous avons cru conve-nable et utile de citer l'opération , a eu l'obligeance de nous envoyer quelques flacons de l'eau préparée comme il vient d'être dit. Nous l'avons administrée dans des cas de cholérine bien prononcés, mais dégagés de toute complication qui aurait pu en contr'indiquer l'emploi. Et nous nous sommes assuré, ainsi que plusieurs de nos confrères, que c'était un véritable et très-économique succédané de la préparation venue de loin, et à grands frais.

P. S. L'ACADÉMIE ROYALE DE MÉDECINE vient, selon nous, de se prononcer d'une manière évidente, quoiqu'indirecte, sur la question tant débattue en ce moment. Dans sa dernière Instruction, chef-d'œuvre de précision et de clarté, après avoir rappelé, d'une manière générale, les bases du meilleur traitement à opposer aux atteintes du choléra, ce corps savant, qu'aucune passion, autre que le bien de l'humanité, ne peut animer, conclut ainsi ; et nous croyons bien faire en répétant d'aussi sages conseils :

« Dans le but de se prémunir contre l'invasion
» de la maladie, on sera toujours chaudement cou-
» vert. On entretiendra sur soi et autour de soi,
» dans les vêtemens et dans les habitations, une
» constante propreté. On aura soin de renouveler

« souvent l'air des logemens, en ouvrant fréquem-
» ment les croisées depuis le lever jusques au cou-
» cher du soleil. On ne commettra aucune sorte
» d'excès. On se garantira de l'humidité et de la
» trop grande fraîcheur. On évitera les surcharges
» de l'estomac et les indigestions. On insistera par-
» ticulièrement sur une nourriture frugale et saine....

» Avec ces précautions, on peut n'avoir aucune
» crainte de l'épidémie : ce sont là les véritables ,
» les seuls préservatifs de ce mal. Tous les élixirs,
» tous les sachets ET AUTRES PRÉTENDUS SPÉCI-
» FIQUES contre le choléra ne sont qu'une INSIGNE
» TROMPERIE ».